AF156939

BEI GRIN MACHT SICH IHR
WISSEN BEZAHLT

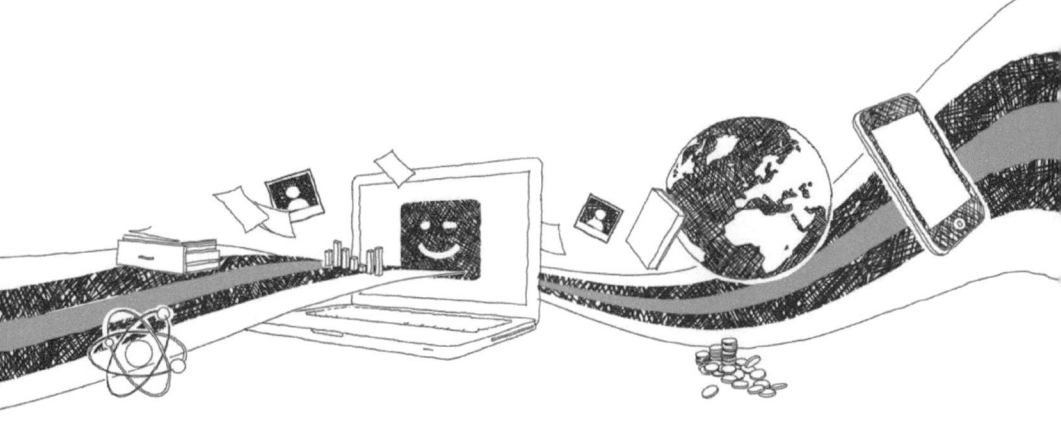

- Wir veröffentlichen Ihre Hausarbeit,
  Bachelor- und Masterarbeit

- Ihr eigenes eBook und Buch -
  weltweit in allen wichtigen Shops

- Verdienen Sie an jedem Verkauf

Jetzt bei www.GRIN.com hochladen
und kostenlos publizieren

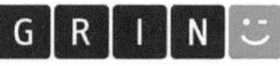

Bibliografische Information der Deutschen Nationalbibliothek:

Die Deutsche Bibliothek verzeichnet diese Publikation in der Deutschen National-
bibliografie; detaillierte bibliografische Daten sind im Internet über http://dnb.d-
nb.de/ abrufbar.

Dieses Werk sowie alle darin enthaltenen einzelnen Beiträge und Abbildungen
sind urheberrechtlich geschützt. Jede Verwertung, die nicht ausdrücklich vom
Urheberrechtsschutz zugelassen ist, bedarf der vorherigen Zustimmung des Verla-
ges. Das gilt insbesondere für Vervielfältigungen, Bearbeitungen, Übersetzungen,
Mikroverfilmungen, Auswertungen durch Datenbanken und für die Einspeicherung
und Verarbeitung in elektronische Systeme. Alle Rechte, auch die des auszugsweisen
Nachdrucks, der fotomechanischen Wiedergabe (einschließlich Mikrokopie) sowie
der Auswertung durch Datenbanken oder ähnliche Einrichtungen, vorbehalten.

Impressum:

Copyright © 2017 GRIN Verlag
Druck und Bindung: Books on Demand GmbH, Norderstedt Germany
ISBN: 9783668840522

Dieses Buch bei GRIN:

https://www.grin.com/document/446339

Nadine Schilling

Sind Assessmentinstrumente ein hilfreiches Mittel zur Pflegebedarfseinschätzung?

GRIN Verlag

GRIN - Your knowledge has value

Der GRIN Verlag publiziert seit 1998 wissenschaftliche Arbeiten von Studenten, Hochschullehrern und anderen Akademikern als eBook und gedrucktes Buch. Die Verlagswebsite www.grin.com ist die ideale Plattform zur Veröffentlichung von Hausarbeiten, Abschlussarbeiten, wissenschaftlichen Aufsätzen, Dissertationen und Fachbüchern.

Sind Assessmentinstrumente ein hilfreiches Mittel
zur Pflegebedarfseinschätzung?

Seminararbeit für das Modul

„Bedarfseinschätzung"

Inhaltsverzeichnis

Einleitung

Die Bevölkerung wird immer älter und dadurch nimmt auch die Pflegebedürftigkeit zu. Neben der Zunahme der Pflegebedürftigkeit ist auch eine Zunahme von Assessmentinstrumenten in den letzten Jahren zu beobachten. Die Einschätzung des Patienten durch das alleinige Beobachten und Überprüfen anhand von Erfahrung, wird nun von Assessmentinstrumenten abgelöst. Sicherheit und Objektivität wird auf der Grundlage von wissenschaftlicher Forschung durch standardisierte Hilfsmittel versprochen. Assessmentinstrumente werden im Rahmen des Pflegeprozesses angewendet. Dennoch dürfen Assessments, besonders Assessmentinstrumente nicht unreflektiert in der Praxis eingesetzt werden, sondern sollten kritisch betrachtet werden um den Pflegebedarf eines Patienten realistisch zu erheben. Die Gütekriterien tragen dazu bei ein Instrument zu überprüfen ob es praxistauglich ist. Das Pflegepersonal muss sich mit den Skalen auskennen, geeignete Skalen auswählen, anwenden, verstehen und interpretieren können und verstehen für welchen Zweck diese geeignet sind (Reuschenbach 2012).

Die vorliegende Arbeit beschäftigt sich mit der Fragestellung: Sind Assessmentinstrumente ein hilfreiches Mittel zur Pflegebedarfseinschätzung? Unter diesen Bereich fallen die Themen Pflegebedarf, Pflegebedürftigkeit, die Sicherheit von Assessmentinstrumenten, sowie die Numerische Rangskala als Beispielassessment.

In dieser Arbeit wird Ihnen ein kleiner Einblick in das Thema Bedarfseinschätzung anhand der Pflegeassessments und Assessmentinstrumente gegeben.

Am Ende der Arbeit wird die Nutzung von Assessmentinstrumenten noch einmal kritisch beleuchtet und Forderungen für deren Umsetzung in der Praxis abgeleitet.

1. Begriffsbestimmung

Im Folgenden werden die Begriffe *Pflegebedarf* und *Pflegebedürftigkeit* genauer erläutert. Das Wissen über diese Begrifflichkeiten ist Voraussetzung um eine Bedarfseinschätzung mithilfe des Pflegeassessments durchzuführen.

1.1 Pflegebedürftigkeit

Eine Person wird als Pflegebedürftig bezeichnet, wenn ihre Fähigkeiten zur selbstständigen Lebensführung durch Funktionsverluste eingeschränkt sind. Sie ist dadurch auf ständige Hilfe und Unterstützung von anderen Menschen angewiesen. Die Ressourcen werden hierbei jedoch beachtet und das soziale Umfeld wird mit einbezogen (Gupta 2012).

1.2 Pflegebedarf

Pflegebedarf beschreibt die Pflegeinterventionen welche geplant und durchgeführt werden um die Pflegeprobleme zu bewältigen. Der Pflegebedarf muss nach wissenschaftlichem Standard erhoben werden und zur Problemlösung beitragen. Ebenso muss dieser Zielorientiert sein und die Bedürfnisse und Ressourcen des Patienten müssen berücksichtigt werden. Die Pflegebedarfseinschätzung ist die Grundlage für die weitere Pflegeplanung (Gupta 2012).

2. Die Pflegebedarfseinschätzung

Die Pflegebedarfseinschätzung erfolgt über das Assessment welches die Grundlage für die weitere Pflege des Patienten darstellt. In den folgenden Abschnitten wird das Assessment genauer erläutert.

2.1 Das Pflegeassessment

Das Pflegeassessment stellt den ersten Schritt im Pflegeprozess dar. Als Assessment wird der Prozess bezeichnet indem die Bedürfnisse des Patienten objektiv eingeschätzt werden. Der Begriff Assessment wurde aus dem englischen übernommen und bedeutet Einschätzen, Bewerten, Beurteilen, Einstufen. Das Assessment berücksichtigt bei der Einschätzung und Beurteilung immer folgende zwei Aspekte, die Informations- und Datensammlung, sowie die Interpretation der Daten. Die Patientenaufnahme in der Klinik ist ein Beispiel für ein Assessment. Der Patient wird zu bestimmten für den Aufenthalt wichtigen Informationen befragt und seine Daten, Bedürfnisse und Ressourcen werden erfasst. Die Informationen werden dann im Anschluss interpretiert. Zum Beispiel könnte es sein, dass ein Patient eine Penicillin Allergie angibt. Die Information wird in die Dokumentation aufgenommen und interpretiert, dass der Patient keine Medikamente erhalten darf welches Penicillin enthält. Das bedeutet das der Patient bei einem Assessment beobachtet, beschrieben, befragt, körperlich untersucht und bewertet wird um seinen Pflegebedarf einzuschätzen. Diese Bedarfseinschätzung sollte mit dem Ziel erfolgen Informationen über den Patienten zu gewinnen. Anhand dieser Informationen kann eine Entscheidung getroffen werden, welche Pflegemaßnahmen der Patient erhalten soll um das Problem positiv zu beeinflussen und zu verändern. So sollte bei einem Patienten mit Dekubitus die Haut beobachtet werden. Es wird erkannt dass die Haut gerötet ist und auch bei dem Druck mit dem Finger eine Rötung zurückbleibt. Das Assessment reicht über das Beobachten hinaus und deutet das Beobachtete um die richtige Pflegediagnose und Pflegeintervention zu treffen. In diesem Fall würde die Pflegekraft anhand der Symptome interpretieren, dass diese Person einen Dekubitus ersten Grades hat (Bartholomeyczik 2008) (Diegemann-Honig et al. 2009).

Das Pflegeassessment steht am Anfang einer professionellen Pflegebeziehung und bildet die Informationsbasis um den Patienten einzuschätzen und Pflegediagnosen, Pflegeinterventionen und eventuelle Komplikationen ableiten zu können (Diegemann-Honig et al. 2009).

2.2 Unterscheidung der Pflegeassessments

Es gibt drei Formen des Pflegeassessments die unterschiedliche Schwerpunkte setzen. Mithilfe der Screening- Assessment wird der Patient am Anfang des Pflegeprozesses eingeschätzt und die Pflegekraft erhält einen groben Überblick über den Patient. Das Screening- Assessment arbeitet mit geschlossenen Fragen, mit Ja oder Nein- Antworten, Beobachtungen und mit den Ergebnissen der körperlichen Untersuchung.

Mit dem Basisassessment gelingt es mittels Gespräch, Beobachtung und Untersuchung eine umfassende Information über den Gesundheitszustand des Patienten zu erhalten, diesen einzuschätzen und eine professionelle Beziehung aufzubauen. Die gewonnenen Informationen die für Pflege notwendig sind, lassen sich mit Hilfe von verschiedene Pflege- und Assessmentkonzepten strukturieren. Unter das Basisassessment zählt zum Beispiel die Pflegeanamnese, diese könnte nach den AEDL's von Monika Krohwinkel, oder den LA's von Roper, etc. strukturiert werden (Diegemann-Honig et al. 2009).

Das Fokusassessment fokussiert das Problem des Patienten und stellt somit eine spezifische Informationssammlung dar. Es beschäftigt sich mit der Veränderung des Problems, mit den Risikofaktoren und der Bedeutung des Problems für den Patienten. Zur Einschätzung werden hierbei auch Assessmentinstrumente und Pflegeskalen genutzt (Diegemann-Honig et al. 2009).

2.3 Was sind Assessmentinstrumente?

Das Pflegeassassment wird durch strukturierte Methoden, den Pflegeassessmentinstrumenten ergänzt (Reuschenbach 2012). Unter einem Assessmentinstrument wird ein standardisiertes Hilfsmittel verstanden mit welchem das Assessment durchgeführt wird. Es wird immer auf die gleiche Art und Weise angewandt (Bartholomeyczik 2008). Die meisten Assessmentinstrumente bestehen aus Skalen, Fragebögen oder Bewertungsmaßstäben, die zur Erfassung von pflegerischen Konzepten und Phänomenen beitragen. Damit werden auch die Gesundheit und das Wohlbefindens des Patienten erfasst. Standardisierte Skalen ermitteln Werte, welche für weitere pflegerische, medizinische, therapeutische Entscheidungen genutzt werden können und ein aussagekräftiges Assessment ermöglichen. Mit diesen Instrumenten kann der Krankheitsverlauf überwacht und Veränderungen sichtbar gemacht werden. So wird eine Schmerzerfassungsskala zur Erkennung und Überwachung von Schmerzen eingesetzt. Damit können Schmerzen rechtzeitig erkannt und dementsprechende Pflegeinterventionen eingeleitet werden. Der Patient bekommt z.B. ein Schmerzmittel verabreicht. Klinische

Assessmentinstrumente ermöglichen eine gewisse Standardisierung und sichern und unterstützen somit den Assessmentprozess (Gupta 2012). Das Assessment wird schon in der Berufsschule durch Beobachten und Wahrnehmen geschult und in der Praxis beim Messen von Puls, Blutdruck, Temperatur umgesetzt. Es gibt Pflegeassessmentinstrumente, welche mit Skalen, Test, automatischen Messungen und strukturierten Frageleitfäden arbeiten. Ebenso gibt es noch das Assessment, das keine Instrumente zur Hilfe nimmt sondern durch Befragen und Beobachten durchgeführt wird. Das Zusammenspiel der unterschiedlichen Pflegeassessments ermöglicht es eine Pflegediagnose zu erstellen und angemessene Pflegeinterventionen abzuleiten und umzusetzen (Reuschenbach 2012).

2.4 Die Aufgaben von Assessmentinstrumenten

Assessmentinstrumente sollen pflegerelevante Gegebenheiten erfassen und Risikoeinschätzungen vornehmen. So können Pflegekräfte durch ein Risikoassessmentinstrument einschätzen, ob Patienten ein Risiko besitzen ein bestimmtes Pflegeproblem zu entwickeln, z.B. Dekubitus oder Kontrakturen. Wenn dieses erfasst ist können daraus Pflegediagnosen abgeleitet werden. Aus diesen wiederum kann der individuelle Pflegebedarf des Patienten eingeschätzt und systematisch festgehalten werden. So werden zum Beispiel Schmerzskalen eingesetzt um die Schmerzen des Patienten zu erfassen und die Frage nach weiterer Gabe von Schmerzmitteln zu beantworten. Anhand der Assessmentinstrumente kann der Pflegebedarf eingeschätzt werden. Diese Einschätzung spielt auch bei der Personaleinsatzplanung, der Pflegezeitplanung und bei der Leistungsabrechnung über das DRG- System eine Rolle. Durch gute Assessmentinstrumente wird die Pflege transparenter gemacht (Bartholomeyczik 2008).

2.5 Gütekriterien von Assessmentinstrumenten

Assessmentinstrumente sollen Ungenauigkeiten und Unvollständigkeiten verhindern, Qualität sichern, Probleme erkennen und Vergleichbarkeit ermöglichen. Sie können nur wissenschaftlich angewendet werden, wenn sie *gut* sind. Es ist wichtig die Assessmentinstrument auf die folgenden Gütekriterien zu prüfen um ein zielgerichtetes, genaues Assessment zu ermöglichen (Halek 2008). Viele Instrumente erfüllen diese Kriterien nur unzureichend oder überhaupt nicht. Oft werden bewährte, formal korrekte Assessmentinstrumente falsch eingesetzt. Da sie manchmal aus anderen Fachdisziplinen stammen, fehlt ihnen der pflegerische Sichtpunkt und sie liefern fehlerhafte Ergebnisse. Dies kann zu einem ungenauen Assessment und fehlerhaften Pflegediagnosen und Pflegeinterventionen im weiteren Verlauf führen. Deshalb ist es notwendig sich dieser Gütekriterien bewusst zu sein und die Instrumente auf diese hin zu prüfen (Diegemann-Honig et al. 2009). Besonders Risikoerfassungsinstrumente müssen auf ihre Validität hin überprüft werden, da sie nicht nur den aktuellen Gesundheitszustand beschreiben sondern auch Prognosen aufstellen (Bartholomeyczik 2009).

2.5.1 Validität

Validität beschreibt die Gültigkeit eines Instrumentes. Sie überprüft ob das Instrument auch wirklich das erfasst und misst, was es zu messen vorgibt. Werden anhand einer Schmerzskala wirklich die Schmerzen gemessen oder eher die Angst? Diese Fragen versucht man mit der Prüfung der Validität zu beantworten (Halek 2008).

2.5.2 Reliabilität

Die Reliabilität gibt Auskunft über die Zuverlässigkeit und Genauigkeit eines Instruments. Sie besagt dass zuverlässige Ergebnisse produziert werden können, unabhängig von anderen Faktoren wie z.B. den Anwender und den Anwendungszeitpunkt. Außerdem sollte bei wiederholten Messungen dasselbe Ergebnis herauskommen. Die Reliabilität sagt allerdings nichts darüber aus ob die Inhalte des Instrumentes richtig sind, sondern bewertet lediglich die technische Genauigkeit des Instrumentes. Es wird überprüft ob das Instrument von verschiedenen Personen eingesetzt werden kann, ohne das Ergebnis zu beeinflussen (Halek 2008) (Gupta 2012).

2.5.3 Sensitivität

Sensitivität beschreibt die Genauigkeit des Instruments. Wenn ein Instrument Sensitivität ist bedeutet es, dass dieses Instrument Personen identifiziert bei denen der Zustand, oder auch die Krankheit wirklich vorliegt (Gupta 2012) (Bartholomeyczik 2009).

2.5.4 Spezifität

Spezifität beschreibt die Abgrenzung zu anderen Instrumenten. Es gibt die Wahrscheinlichkeit an, mit der der Gefährdete das Gesundheitsproblem nicht bekommt (Gupta 2012) (Bartholomeyczik 2009).

3. Die Nummerische Ratingskala zur Schmerzerfassung

Im Folgenden wird die Numerische Rangskala zur Schmerzerfassung erläutert. Hierbei handelt es sich um ein in der Klinik häufig eingesetztes Assessmentinstrument. Die Numerische Rangskala zählt zu dem Fokusassessment, da sie das Problem des Patienten fokussiert. Zuerst wird allgemein auf den Schmerz und die Schmerzparameter eingegangen um die Nummerische Rangskala reflektiert anwenden zu können.

3.1 Schmerz und Schmerzparameter

Schmerz ist eine unangenehme, emotionale und subjektive Erfahrung einer einzelnen Person die oft mit einer Gewebsschädigung und Verletzung einhergeht. Schmerz lässt sich nicht so einfach messen, sondern durch die Reaktionen eines Menschen erfassen. Je stärker der Schmerz ist, desto schwieriger ist es ihn zu behandeln. Deshalb ist es notwendig rechtzeitig Schmerzmittel zu verabreichen um Schmerzspitzen zu vermeiden und den Patienten möglichst schnell schmerzfrei zu bekommen. Es gibt unterschiedliche Schmerzparameter. Subjektive Schmerzerleben kann sich durch Stöhnen, Schreien, Jammern oder Schmerzbeschreibungen der Patienten ausdrücken. Durch die Beobachtung der Patienten kann die Pflegekraft erkennen ob dieser Schmerzen hat z.B. wenn diese ihre Mimik, Gestik, Körperhaltung ändern, sich z.B. krümmen oder in eine Schonhaltung ausweichen. Der Schmerz kann zu physiologischen Veränderungen z.B. einem erhöhten Blutdruck, erhöhter Puls, schnellere Atmung, angespannte Muskeln, etc. Der Schmerz kann auch zur Veränderung der hormonellen und biochemischen Werte wie Adrenalin, Laktat etc. im Körper führen. Diese Veränderungen werden jedoch nicht zur alltäglichen Schmerzerfassung verwendet, da die Bestimmung von diesen Werten zu aufwendig ist (Wagner 2012).

Für die Bedarfseinschätzung eines Patienten mit Schmerzen, werden sogenannte Schmerzskalen zur Hilfe genommen. Diese dienen dazu den Schmerz mithilfe der oben aufgezählten Schmerzparameter zu erfassen. Es gibt verschiedene Schmerzskalen die für ein bestimmtes Alter oder eine bestimmte Situation entwickelt wurden. Die meisten Skalen erfassen die akuten Schmerzen. Neben der Erfassung der Schmerzen mittels Skalen ist die Krankenbeobachtung und die Verhaltensbeobachtung sehr wichtig. Der Patient muss ganzheitlich betrachtet werden, um gegebenenfalls die Schmerzparameter zu erkennen und die Selbsteinschätzung der Patienten zu überprüfen. Wenn nun ein Patient angibt keine Schmerzen zu haben, er sich aber krümmt und angespannt im Bett liegt, dann lässt sich daraus erschließen dass er vermutlich nicht die Wahrheit gesagt hat. Ein erneutes Nachfragen und Überprüfen wird notwendig. Die ganzheitliche Krankenbeobachtung und nicht das alleinige Handeln nach standardisierten Skalen, steht im Vordergrund (Wagner 2012).

3.2 Die Numerische Rangskala

Der folgende Absatz befasst sich mit der Numerischen Rangskala, welche ein häufig verwendetes Assessmentinstrument zur Schmerzerfassung von Patienten in der Klinik darstellt. Voraussetzung für die folgende Skala ist, dass die Patienten sich verbal äußern können, bei Bewusstsein und kognitiv in der Lage sind Zahlen einzuschätzen.

Die Numerische Rangskala (NRS) besteht aus einer Skala von 0 bis 10. Der Wert 0 steht für keine Schmerzen. Der Wert 10 steht für den maximal stärksten vorstellbaren Schmerz. Der Patient wird nun aufgefordert seinen Schmerz einzuschätzen und die Schmerzintensität der entsprechenden Zahl zuzuordnen. Dieses kann durch Lineale erfolgen, d.h. der Patient stellt den Schieber entsprechend seiner Schmerzintensität ein. Oder die Schmerzskala wird auf ein Papier gezeichnet und der Patient zeigt auf den Wert, der seiner Schmerzintensität entspricht. Auch kann der Patient sich diese Skala nur gedanklich vorstellen und seinen Schmerz in Gedanken auf dieser Skala einordnen und die Schmerzintensität in Zahlen ausdrücken. Wichtig ist, dass die Schmerzeinschätzung mithilfe der Skalen regelmäßig erfolgt. Denn nur dadurch kann der Pflegebedarf richtig eingeschätzt und kontrolliert werden.

Eine regelmäßige Schmerzüberwachung wird gewährleistet und Schmerzmittel können rechtzeitig verabreicht werden. Das Wohlbefinden des Patienten und seine Heilung werden begünstigt und Schmerzspitzen werden vermieden. In der Praxis im Städtischen Klinikum werden ab einer Schmerzintensität im Wert von 3 in der Regel Schmerzmittel verabreicht. Wenn nun ein Patient seine Schmerzintensität bei 8 einschätzt, dann bekommt er ein Schmerzmittel. Kurze Zeit später, wenn der Wirkungseintritt des Schmerzmittels erwartet wird, sollte die Numerische Rangskala noch einmal angewendet werden um die derzeitige Schmerzintensität und die Wirksamkeit der Schmerzmittel zu überprüfen. Liegt nun der Wert bei 6, dann sollten weitere Schmerzmittel verabreicht werden, um die Schmerzen zu senken. Die Selbsteinschätzung des Patienten sollte mehrmals täglich durchgeführt werden um eine gute Analgetisierung zu gewährleisten. Die angegebenen Werte und verabreichten Schmerzmittel müssen zeitnahe und lückenlos dokumentiert werden (Lexa 2015) (Schreier 2008).

So dient die Numerische Rangskala als ein Assessmentinstrument zur Pflegebedarfserhebung bei Schmerzen. Der Pflegebedarf wird mittels des Assessment erhoben, Pflegediagnosen können aufgestellt und geeignete Pflegeinterventionen getroffen werden (Lexa 2015).

3.3 Kritik der Numerischen Rangskala

Die Numerische Rangskala ist ein Assessment welches es ermöglicht die Schmerzintensität mittels Zahlenwerten zu erfassen. Zusatzmaterial wird nicht zwingend benötigt. Der Patient kann sich die Skala auch gedanklich vorstellen und seinen Schmerz einordnen. Die NRS Skala kann allerdings nur bei Patienten eingesetzt werden die bei Bewusstsein sind, sich verbal äußern können und kognitiv in der Lage sind ihre Schmerzen anhand von Zahlenwerten einzuschätzen. So subjektiv wie der Schmerz ist, ist auch die Einschätzung auf der Skala. Durch unzureichende Erläuterungen und Erklärungen oder Sprachbarrieren kann es zu Fehleinschätzungen kommen. Dieses muss dem Anwender der Skala bewusst sein. Diese Kritik lässt sich mit einem Beispiel aus der Praxis belegen. Nach einer Operation wurde eine Frau gebeten sich die numerische Rangskala gedanklich vorzustellen und den Wert einzuordnen. Die Bedeutung der Werte 0 und 10 wurden ihr erklärt.

Die Frau kam zu dem Schluss dass ihre Schmerzen bei 8 lagen, sie lag aber entspannt und ruhig im Bett. Die Anästhesistin fragte sie noch einmal und dann meinte die Patienten dass ihre Schmerzen nicht stark sind. Als ihr erklärt wurde das ein Wert von 8 starke Schmerzen angibt, und dass schon ab einem Wert von 3 von starken Schmerzen geredet wird, revidierte sie ihre Aussage erneut und erklärte sie habe nur Schmerzen von 2 und sie habe das Pflegepersonal vorher nicht richtig verstanden. Diese Patientin sprach nicht gut deutsch. Dieses Beispiel lässt einen erkennen, dass Patienten diese Zahlen unterschiedlich interpretieren und es deshalb notwendig wird dies anhand der Erfahrung zu überprüfen. Es ist auch bekannt dass es Patientengruppen gibt, die gerne einmal übertreiben und dann auch wieder Patientengruppen die ihre Schmerzen kleinreden. Die Skalenwerte sind nicht eindeutig definiert, deshalb ist es wichtig nachzufragen und auch eine Fremdeinschätzung vorzunehmen. Im Team sollte besprochen werden, wie mit solchen Fällen in denen die Schmerzparameter mit der angegebenen Schmerzintensität nicht übereinstimmen, umgegangen wird. Die Regel ist, dass das was der Patient angibt gilt. Wenn der Patient nach Schmerzmitteln verlangt, dann sollte er diese auch erhalten. Dennoch sollte die Selbsteinschätzung des Patienten anhand der Beobachtung nach Schmerzparametern und der Erfahrung der Pflegekraft überprüft werden. Das alleinige, standardisierte, zielgerichtete Verwenden der Numerischen Ratingskala als Assessmentinstrument, reicht nicht aus um den Pflegebedarf einzuschätzen. Die Pflegekraft muss sich ebenso bewusst sein, dass es noch andere Skalen zur Schmerzeinschätzung gibt und diese reflektiert auswählen und einsetzen. So kann bei einem Kleinkind, das die Zahlenwerte nicht einordnen kann, nicht die Numerische Rangskala angewendet werden, sondern dort sollte eventuell die Gesichterskala als Selbsteinschätzungsinstrument dienen. Für Säuglinge wäre die KUS- Skala geeignet. Bei Patienten die bewusstlos sind oder sich nicht verbal äußern können, sollten ebenso andere Skalen verwendet werden. Es sollten Skalen der Fremdeinschätzung, die die Pflegekraft anhand der beobachteten Schmerzparameter durchführt, angewandt werden. Ein Assessmentinstrument sollte immer reflektiert eingesetzt werden (Lexa 2015) (Wagner 2012).

4. Reflexion

Nach der Auseinandersetzung mit den Begrifflichkeiten, dem Assessment und insbesondere den Assessmentinstrumenten, stellt sich die Frage inwieweit die Assessmentinstrumente in der Praxis hilfreich sind und wobei hier die Kritikpunkte liegen.

Vor jedem Assessmentinstrumenten Einsatz, sollte geklärt werden welchen Nutzen sich aus den Instrumenten versprochen wird. Assessmentinstrumente können klinische Entscheidungsfindungen erleichtern und unterstützen. So kann ein Assessmentinstrument helfen den Schmerz von Neugeborenen anhand von Fragenleitlinien und dem daraus resultierenden Ergebnis systematisch zu erfassen und einzuschätzen. Ohne das Assessmentinstrument müsste die Pflege allein auf ihre Erfahrung zurückgreifen, es würde unter den Pflegekräften eventuell zu unterschiedlichen Ergebnissen kommen und daraus würden sich auch unterschiedliche Pflegeinterventionen ableiten. Eine Pflegekraft interpretiert dass das Kind Schmerzen hat, eine andere deutet das es nur seine Mutter vermisst. Je nachdem welche Pflegekraft das Kind betreut, erhält dieses Schmerzmittel oder nicht. Durch das Anwenden des Assessmentinstrument soll dieses vermieden werden. Jedoch ist Erfahrung notwendig, um das Ergebnis der Assessmentinstrumente kritisch zu überprüfen und zu hinterfragen ob dies möglich sein kann. Oft sind Assessmentinstrumente auch überflüssig, so ist allen Pflegekräften klar dass bei einem Kind, das mobil unterwegs ist und nur 2 Tage auf Station ist kein Dekubitusrisikoassessment durchgeführt werden muss. Das richtige Einschätzen über eine Anwendung von Assessmentinstrumenten wird von den Pflegekräften gefordert. Außerdem können sie dazu dienen die im Pflegestandard festgelegte Maßnahmen zu begründen z.B. wird von der Schmerzintensität die Menge und Art der Schmerzmittelgabe abhängig gemacht. Auch in juristischer Hinsicht sind die Instrumente von Bedeutung. Sie sind objektive, vergleichbare Indikatoren um Pflegezustände und Risiken zu vergleichen und diese mit einer Skala zu beziffern. Bei einer juristischen Auseinandersetzung sind diese Zahlen und deren Dokumentation dann von höherem Wert als die Erfahrung der Pflegekraft (Reuschenbach 2012).

Assessmentinstrumente können dazu dienen, die Pflegediagnostik zu verbessern und Pflegefehler zu vermeiden. Eine standardisierte Erfassung von Informationen bietet die Möglichkeit zu vergleichen. Durch das gleiche Anwenden des Assessments auf den gleichen Patient, wird es möglich dass die Dokumentation vergleichbar wird. So werden die Schmerzen des Patienten durch seine Selbsteinschätzung anhand der Numerischen Rangskala ermittelt. Das Assessmentinstrument wird immer wieder angewendet und die Ergebnisse werden dokumentiert. So lässt sich eine Aussage über den Schmerzverlauf des Patienten, über die Wirksamkeit der Schmerzmittel treffen und seine Pflegebedürftigkeit treffen. Der Gesundheitszustand kann beim Eintreffen und bei der Entlassung aus der Klinik anhand eines Assessmentinstrumentes ermittelt und verglichen werden. Standardisierte Assessmentinstrumente können auch die Dokumentation erleichtern. Daten können in Computersysteme übernommen werden, indem sie schon zuvor einprogrammiert werden und es nur noch ein aufrufen und anklicken benötigt um diese zu erfassen. Durch diese standardisierten Instrumente und die Integration in Computerdatensysteme, wird ermöglicht, dass nicht nur individuelle Daten, sondern auch ganze Gruppen verglichen werden können. Dadurch wird die Qualität transparenter und vergleichbarer. Die Ergebnisse aus Assessmentinstrumenten können für Studien verwendet werden oder auch einen neuer Ansatz für die Pflegeforschung sein. Neben der Begründung des Pflegeaufwandes können die Ergebnisse aus den Assessmentinstrumenten ein Anlass sein, weitere verbesserte Instrumente zu entwickeln (Bartholomeyczik 2008).

Neben vielen Vorteilen sollten Assessmentinstrumente trotz allem kritisch betrachtet und nicht einfach standardisiert angewendet werden. Ein Assessmentinstrument sollte niemals als Ersatz für fachliches Wissen dienen und ohne Reflexion eingesetzt werden. Die Assessmentinstrumente sollten die Flexibilität erlauben, von der Checkliste abzuweichen und das wesentliche Patientenproblem zu erkennen. So sollte ein Patient der offensichtlich starke Schmerzen hat, den Schmerz sofort ansprechen können und Schmerzmittel bekommen, anstatt die ganze Checkliste abzuarbeiten. Assessmentinstrumente sollten nicht missbraucht werden. Unter Missbrauch in diesem Sinne, wird das standardisierte Anwenden des Instruments verstanden ohne dass die Pflegekraft sich in die Lage des Patienten hineinversetzt und die Interaktion mit dem Patienten sucht. Wenn ein Instrument so angewendet wird, dann wiederspricht es dem professionellen Pflegehandeln. Die Hermeneutische Sicht, sozusagen das individuelle Fallverstehen muss zum Einsatz kommen. Die Wissenschaftlichen Kenntnisse, in diesem Fall das Wissen über das Instrument, wird auf den individuellen Patientenfall angepasst und notfalls auch abgewandelt um eine professionelle Pflege, eine professionelle Bedarfseinschätzung zu gewährleisten. Der Anwender muss über das Instrument, was es misst, wie und bei wem es angewendet wird, Bescheid wissen. Ein standardisiertes Assessmentinstrument sollte die Bedarfseinschätzung unterstützen und nicht schematisieren (Bartholomeyczik 2008). Außerdem muss beachtet werden, dass viele Instrumente nicht zur wortwörtlichen Abfrage sondern lediglich als Leitfaden und Informationsquelle dienen. Die Datenquellen Assessmentinstrumenten sind die Beobachtung und Befragung des Patienten, der Angehörigen, der Kollegen oder das Nachschauen in der Dokumentation (Bartholomeyczik 2008).

Um eine Pflegebedarfserhebung optimal auszuführen werden neben der Kenntnis von Assessmentinstrumenten auch Sprachkenntnisse benötigt. Ein nonverbales Assessment, das notwendig wird wenn der Patient keine bekannte Sprache spricht oder nicht sprechen kann, ist kompliziert. Deshalb ist es wichtig dass die Pflegekraft die Sprache des Patienten spricht und sich Zeit nimmt um ihm das genaue Vorgehen zu erklären (Schreier 2008).

Eine besondere Herausforderung ist der Einsatz von Assessmentinstrumenten in der Kinder- Krankenpflege, durch die unterschiedlichen kognitiven Niveaus und das unterschiedliche Alter. Dort müssen Pflegekräfte besondere Erfahrung im Umgang mit Assessmentinstrumenten besitzen und diese besonders reflektiert anwenden (Reuschenbach 2012) (Wagner 2012).

In der Literatur sind mehr Risiken und Gefahren von Assessmentinstrumenten aufgezeichnet anstatt viel Kritik. Um diese

Gefahren zu erkennen und zu vermeiden sind folgende Aspekte wichtig. Diese sollten bei der Bedarfseinschätzung in der Praxis umgesetzt werden. Eine der Leitfragen die sich der Anwender immer wieder stellen sollte, ist ob das Assessmentinstrument auch zur Zielerreichung beiträgt. Die Assessmentinstrumtenwirksamkeit hängt von der Fähigkeit und Kompetenz des Anwenders ab. Wenn dieser nicht über das notwendige Fachwissen und Erfahrung verfügt, es richtig interpretiert, reflektiert und die richtigen Pflegemaßnahmen davon ableitet, dann ist das Instrument zwecklos. Frisch examinierte Pflegekräfte besitzen meist noch kein ausreichendes Erfahrungswissen. In solchen Fällen ist es besonders wichtig Schulungen und Fortbildungen zur richtigen Auswahl, Anwendung und Interpretation von Assessmentinstrumenten anzubieten, um die mangelnde Erfahrung zu kompensieren. Denn eine mangelnde Kenntnis über den Umgang mit einer Skala kann das Ergebnis, und damit auch die daraus abgeleiteten Maßnahmen verfälschen und zu Fahrlässigkeit führen. Die Pflegekraft sollte die Selbsteinschätzung des Patienten kritisch hinterfragen, denn auch durch den Patienten können Skalen verfälscht werden, die Pflegekraft muss Alternativerklärungen berücksichtigen. Der Patient ist der Mittelpunkt des Assessments und besonders deshalb sollte er in den Prozess mit einbezogen werden und auch in der Dokumentation berücksichtigt werden. Instrumente die wissenschaftlich entwickelt und validiert wurden, können in der Praxis häufig umständlich oder untauglich sein. Deshalb ist es nötig die Assessmentinstrumente zu evaluieren und den Einsatz jedes Assessmentinstrumentes abzuwägen (Bartholomeyczik 2008) (Reuschenbach 2012).

Als Autorin dieser Arbeit kann ich Assessmentinstrumente empfehlen. Sie sind ein hilfreiches Mittel um den Pflegebedarf einzuschätzen, wenn folgende Aspekte beachtet werden. Es ist wichtig, dass der Anwender über Erfahrung verfügt und alle Mitarbeiter dieses Assessmentinstrument gleich anwenden und reflektieren. Für die Praxis wäre eine Mitarbeiterschulung zu Assessmentinstrumenten hilfreich, um alle Pflegekräfte auf den neusten wissenschaftlichen Stand zu bringen, alte Denkmuster zu durchbrechen und die Notwendigkeit der Evaluation von Assessmentinstrumenten vorzutragen.

Für die Anwendung von Assessmentinstrumenten sollte sich Zeit genommen werden mit dem Patienten zu sprechen und diesen in den Prozess der Bedarfseinschätzung mit einzubeziehen und seine Ressourcen und Probleme wahrzunehmen. Ein richtiges auswählen, anwenden, interpretieren und reflektieren von Assessmentinstrumenten ist von besonderer Bedeutung, denn ansonsten ist das Instrument nutzlos. Es könnten falsche Maßnahmen abgeleitet werden und der Patient könnte in Gefahr gebracht werden. Auch sollte sich die Pflegekraft über Verzerrungen, absichtlichen oder unabsichtlichen Ergebnisverfälschungen bewusst sein und diese anhand ihrer Erfahrung prüfen. Das standardisierte Instrument soll auf den Patienten angepasst, d.h. das entsprechende wird ausgewählt und angepasst, um eine individuelle Bedarfseinschätzung und Pflege zu ermöglichen. Wenn diese Punkte in der Praxis berücksichtigt werden, dann sind Assessmentinstrumente eine gute Sache die auch durch ihre Standardisierung die Qualitätsentwicklung voranbringen. Dadurch wird die Pflege vergleichbarer und transparenter, Pflegefehler werden vermieden und die Dokumentation kann in Zukunft erleichtert werden.

Im Rahmen einer Bachlorarbeit wäre es spannend eine Studie zu einem Assessmentinstrument zu machen, dieses auf seine Gütekriterien zu prüfen und zu schauen inwieweit es zu einer besseren Bedarfseinschätzung beiträgt. Oder anhand eines Pflegephänomens ein neues Assessmentinstrument für die Pädiatrie auszuarbeiten, denn dort werden dringend praxistaugliche Assessmentinstrumente benötigt.

Mit dieser Arbeit wurde Ihnen einen kleiner Einblick in die Bedarfseinschätzung in der Pflege anhand von Assessmentinstrumenten gegeben.

5. Fazit

Das Pflegeassessment steht am Anfang einer professionellen Pflegebeziehung und bildet die Informationsbasis um den Patienten einzuschätzen, Pflegediagnosen zu bilden und geeignete Interventionen ableiten zu können. Assessmentinstrumente dienen hierbei als standardisiertes Hilfsmittel, um den Pflegebedarf mithilfe von Skalen zu erfassen (Bartholomeyczik 2008). Die Assessmentinstrumente sollten auf ihre Gütekriterien untersucht werden damit ein zielgerichtetes und genaues Assessment ermöglicht wird (Halek 2008). Diese Skalen sollten nicht allein standardisiert angewendet werden, sondern anhand der Erfahrung der Pflegekraft überprüft werden. Denn nicht alle Pflegephänomene lassen sich durch diese Instrumente komplett erfassen. Ebenso sollte sie über fachliches Wissen verfügen, die Assessmentinstrumente richtig auswählen, anwenden, interpretieren und reflektieren können um richtigen Pflegediagnosen und Pflegeinterventionen abzuleiten. Nur so kann der Pflegebedarf eines Patienten optimal bestimmt werden (Reuschenbach 2012). Damit alle Pflegekräfte das Assessmentinstrument richtig auswählen, anwenden, interpretieren und reflektieren sollten in der Praxis Schulungen angeboten werden, um die optimale Nutzung eines Assessmentinstrumentes zu ermöglichen. Wenn die in dieser Arbeit aufgezählten Punkte beachtet werden und die Assessmentinstrumente kritisch und reflektiert in der Praxis umgesetzt werden, dann dienen sie als hilfreiches Mittel um den Pflegebedarf eines Patienten optimal einzuschätzen.

Literaturverzeichnis

Bartholomeyczik S, 2008, Warum Assessmentinstrumente?
Verfügbar unter: https://cne.thieme.de/cne-
webapp/r/training/learningunits/details/10.1055_s-0033-1348321
(Einsichtnahme: 25.09.2017)

Bartholomeyczik S, Halek M. Assessmentinstrumente in der Pflege.
Möglichkeiten und Grenzen. 2. Aktualisierte Auflage, Hannover,
Schlütersche Verlagsgessellschaften; 2009.

Diegemann- Honig K, Jurgschat- Geer H, Beine M, Neufeld G.
Pflegebegutachtung. 1. Auflage, Bern, Hans Huber Verlag; 2009.

Gupta A. Assessmentinstrumente für alte Menschen. 1. Auflage, Bern,
Hans Huber Verlag; 2012.

Halek M, 2008, Was sind Gute Assessmentinstrumente?, CNE.
Fortbildung
Verfügbar unter: https://cne.thieme.de/cne-
webapp/r/training/learningunits/details/10.1055_s-0033-1348322
(Einsichtnahme: 26.09.2017)

Lexa N. I care Pflege. 1. Auflage, Stuttgart, Thieme Verlag; 2015.

Reuschenbach B, 2012, Assessmentinstrumente: Hilfe oder Hemmschuh?
Verfügbar unter: https://cne.thieme.de/cne-
webapp/r/faculties/details/10.1055-s-0032-1328864
(Einsichtnahme: 24.09.2017)

Schreier M, 2008, Welche Assessmentinstrumente gibt es?, CNE.
Fortbildung
Verfügbar unter: https://cne.thieme.de/cne-webapp/r/training/learningunits/details/10.1055_s-0033-1348324
(Einsichtnahme: 25.09.2017)

Wagner in Hoehl M, Kullick P(Hrsg.). Gesundheits- und
Kinderkrankenpflege. 4. Auflage, Stuttgart, Georg Thieme Verlag; 2012.

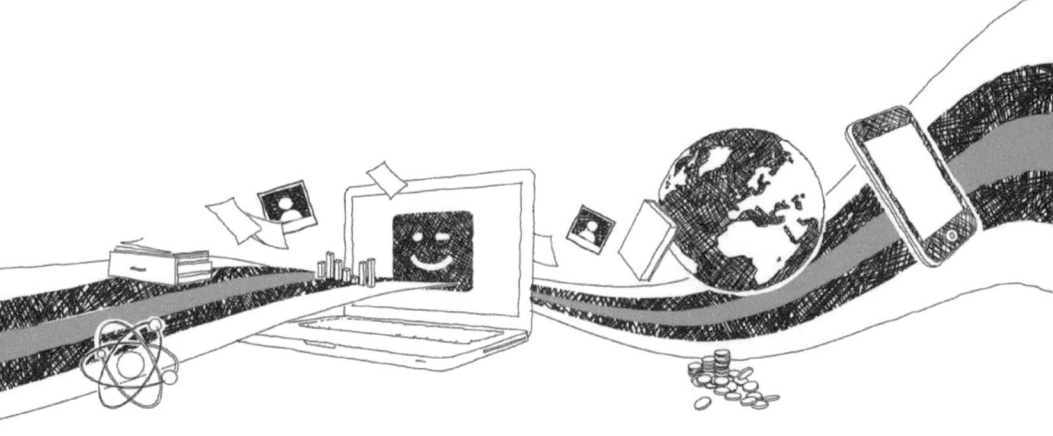
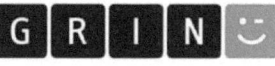